Diese Literaturarbeit beschäftigt sich mit der Gesundheitsförderung und Prävention von Adipositas in der Pflege.

Die Fragestellung dazu lautet: Welche präventiven Ressourcen sind bei pflegebedürftigen Senioren notwendig, um das Adipositasrisiko sowie die damit verbundene Pflegebelastung zu reduzieren?

Für die Beantwortung der Frage nutzt der Autor eine Literaturrecherche und stellt die Ergebnisse den Erfahrungen im Pflegealltag gegenüber.

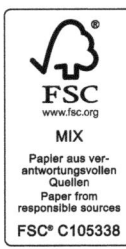

© 2021, Robert Vollmann
Herstellung und Verlag: BoD – Books on Demand,
Norderstedt
ISBN: 9783754307458

Der Autor

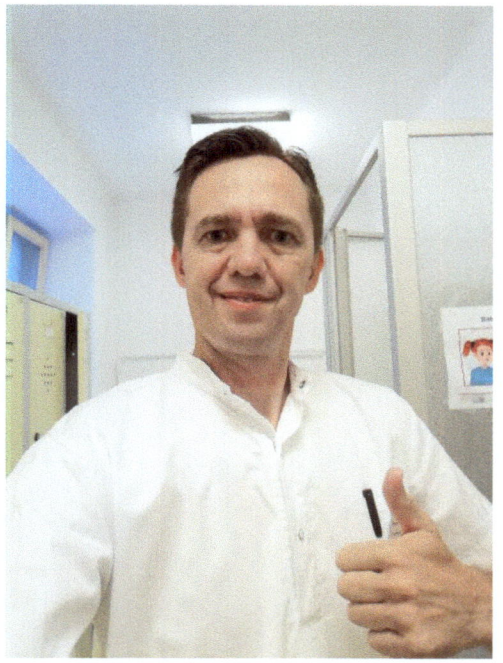

1974 Geboren in Wien

2012-2013 Ausbildung zum Pflegehelfer

2013-2020 Kardiologie als Pflegehelfer

2020 Autor des Buches "Mein Corona Pflegek(r)ampf

2020-2021 Ausbildung zum Pflegefachassistenten

2021-laufend Ambulanter Bereich

2021-laufend Ausbildung zum Dipl. Berufs- und Sozialpädagogen

Inhaltsverzeichnis

1 Einleitung 3

2 Adipositas 7

2.1 Ursachen 13

2.2 Folgen 18

3 Senioren 19

3.1 Definition der Zielgruppe für die vorliegende Arbeit 21

3.2 Adipositas bei Senioren 23

4 Ressourcen für die Pflege adipöser Senioren 25

4.1 Ressourcen im Bereich Ernährung 29

4.1.1 Primärprävention 30

4.1.2 Sekundär- und Tertiärprävention. 33

4.1.3 Eigene Erfahrungswerte 35

4.2 Ressourcen im Bereich Bewegung..... 38

4.2.1 Primärprävention 39

4.2.2 Sekundär- und Tertiärprävention .41

4.2.3 Eigene Erfahrungswerte 42

4.3 Ressourcen im Bereich Personal 44

4.3.1 Primärprävention 45

4.3.2 Sekundär- und Tertiärprävention .49

4.3.3 Eigene Erfahrungswerte 52

5 Zusammenfassung und Fazit 54

Literaturverzeichnis 60

Abkürzungsverzeichnis 68

1 Einleitung

Das chronische Krankheitsbild Adipositas bezeichnet übermäßiges Körpergewicht und gilt als Essstörung. Die vermehrte Körperfettmasse geht mit negativen Folgen für die Gesundheit und mit erhöhten Kosten im Gesundheitssystem einher. So gilt Adipositas als Risikofaktor für verschiedene Erkrankungen wie Diabetes mellitus, Hypertonie und funktionale Einschränkungen (Elmadfa, 2019, S. 243). Stigmatisierung und Depressionen können weitere Folgen sein. Als Hauptursache gelten der Wohlstand mit seinem Überangebot an hochkalorischer Nahrung sowie die Automatisierung der Arbeitsprozesse (Franke, 2002, S. 363 ff). Andere Auslöser sind genetische Faktoren und soziale Verhaltensweisen (Elmadfa & Leitzmann, 2019, S. 633 ff). Bei Senioren spielen zudem die erlebten Hungersnöte während der Kriegs- und Nachkriegszeit eine Rolle (Franke, 2002, S. 359).

3

Laut der österreichischen Gesundheitsbefragung aus dem Jahr 2019 sind knapp ein Viertel der Männer und Frauen über 60 Jahren adipös (Klimont, 2020, S. 54). Die ansteigende Prävalenz im Alter bedingt eine Zunahme der adipösen Senioren im Pflegebereich. Deren Behandlung setzt spezielle Hilfsmittel und einen geschulten personellen Umgang voraus. Pflegekräfte bringen nur bedingt das notwendige Hintergrundwissen mit, was zu Schwierigkeiten in Kommunikation, Pflege und Mobilisation führt. Darüber hinaus reagieren viele Pflegekräfte gestresst, da sie sich unsicher sind, welche pflegerischen Maßnahmen bei adipösen Senioren greifen. Der Stressfaktor wiederum wirkt sich negativ auf die Betreuung aus (Hales et al., 2019). Zudem haben die Erfahrungswerte des Autors gezeigt, dass Pflegekräfte viele Vorurteile gegenüber Adipositas haben: Die Betroffenen sind willensschwach, lassen sich gehen und sind unfähig, ihre persönlichen Probleme zu

4

bearbeiten. Ein adipöser Mensch hat ihrer Meinung nach jegliche Lebensqualität verloren, was es umso erstaunlicher macht, dass die Betroffenen sich teilweise mit ihrem Gewicht wohlfühlen. Zeigt ein adipöser Patient eine solche Einstellung, haben viele Pflegekräfte Schwierigkeiten für einen verständnisvollen Umgang. Anders sieht es aus, wenn der Betroffene sein Gewicht selbst als kritisch betrachtet und Änderungsbedarf erkennt. Dann zeigen die Pflegekräfte meist mehr Verständnis und Bereitschaft für den pflegerischen Mehraufwand.

Aufgrund der wachsenden Anzahl adipöser Senioren und der sich daraus ergebenden Probleme sollte sich die Pflege zwingend mit dieser Thematik auseinandersetzen. Die zu beachtenden Schwerpunkte sind erfahrungsgemäß Zeit, Kosten, Hilfsmittel, personelle Ressourcen sowie notwendige Schulungen in Bezug auf Umgang, Ernährung und Mobilisation. Die persönlichen Wahrnehmungen und Denkweisen der

Pflegekräfte spielen ebenfalls eine Rolle, da es gilt, eine vertrauensvolle Beziehung zum Patienten aufzubauen. Denn nur so kann dieser die entsprechenden Pflegemaßnahmen annehmen.

Daher beschäftigt sich die vorliegende Arbeit mit der Gesundheitsförderung und Prävention von Adipositas in der Pflege. Die Fragestellung dazu lautet: „Welche präventiven Ressourcen sind bei pflegebedürftigen Senioren notwendig, um das Adipositasrisiko sowie die damit verbundene Pflegebelastung zu reduzieren?" Für die Beantwortung der Frage nutzt der Autor eine Literaturrecherche und stellt die Ergebnisse den Erfahrungen im Pflegealltag gegenüber.

2 Adipositas

Das Krankheitsbild Adipositas ist durch abnormale Fettansammlungen gekennzeichnet, einhergehend mit einem erhöhten Gesundheitsrisiko. Weitere Begrifflichkeiten sind Fettsucht, Fettleibigkeit und Obesitas. In den Industrieländern gilt Adipositas als häufigste Essstörung und Risikofaktor für teils chronische Folgeerkrankungen (Wied & Warmbrunn, 2012, S. 9). Laut Pflegediagnose handelt es sich bei Adipositas um eine Form der Überernährung, definiert durch ein Körpergewicht, dass mindestens 20 % über dem Idealgewicht bzw. mindestens 10 % über dem Normalgewicht liegt (Doenges et al., 2019, S. 775).

Für die Definition des Körpergewichtes eignet sich der Body Mass Index (BMI). Er beschreibt das Verhältnis von Körpergewicht zu Körpergröße (kg/m^2). Normalgewicht liegt bei einem BMI von 18,5-24,9 kg/m^2 vor, Übergewicht bei einem BMI von 25-29,9 kg/m^2 und Adipositas bei einem BMI $\geq$ 30 kg/m^2.

7

Letzterer untergliedert sich noch einmal in verschiedene Schweregrade (Tab. 1: Schweregrade der Adipositas (Elmadfa & Leitzmann, 2019, S. 633)) (Elmadfa & Leitzmann, 2019, S. 632 ff).

Klassifikation	BMI
Präadipositas (Übergewicht)	25,00 – 29,99
Adipositas	≥ 30
Grad I	30,00 – 34,99
Grad II	35,00 – 39,99
Grad III	$\geq 40,00$

Tab. 1: Schweregrade der Adipositas (Elmadfa & Leitzmann, 2019, S. 633)

Der Bereich Präadipositas oder Übergewicht kann bei fehlender Behandlung in eine Adipositas übergehen. Das Risiko ist besonders in den Industrieländern erhöht. Adipositas Grad I ist mit steigendem Morbiditäts- und Mortalitätsrisiko assoziiert, die Behandlung beläuft sich oftmals auf nichtmedikamentöse Maßnahmen. Adipositas Grad II geht mit starken gesundheitlichen Beeinträchtigungen einher, die eine medikamentöse Behandlung der Begleiterkrankungen notwendig machen. Adipositas Grad III zeigt gravierende Komorbiditäten. Ab diesem Grad ist die Gewichtsreduktion meist nur durch bariatrische Eingriffe möglich (Berger & Mühlhäuser, 2002, S. 318).

Der Organismus baut mit zunehmendem Alter vermehrt Fettmasse auf- und Muskelmasse ab. Mit der altersbedingten Reduktion des Grundumsatzes bedingt dies eine Zunahme des Körpergewichtes, was die altersabhängige Klassifizierung des BMI notwendig macht

Altersgruppe (Jahre)	wünschenswerter BMI	
	w	m
19-24	19,5	21,4
25-34	23,2	21,6
35-44	23,4	22,9
45-54	25,2	25,8
55-64	26,0	26,0
≥ 65	27,3	26,6

Tab. 2: altersabhängige Klassifizierung des BMI (Elmadfa & Leitzmann, 2019, S. 635)

9

Da der BMI keine Aussagen zu den Körperkompartimenten ermöglicht, sind weitere anthropometrische Mittel notwendig. Ein geeigneter Parameter ist der Taillen-Hüft-Umfang (Waist-to-Hip-Ratio, WHR). Er ermöglicht die Unterteilung in androide, stammbetonte Adipositas (der sogenannte Apfeltyp) sowie in gynoide, hüftbetonte Adipositas (der sogenannte Birnentyp). Ersteres ist durch Fetteinlagerungen im Abdominalbereich gekennzeichnet und tritt gehäuft bei Männern auf. Letzteres ist durch Fetteinlagerungen an Hüften und Oberschenkel gekennzeichnet und lässt sich vermehrt bei Frauen finden. Beträgt der WHR bei Frauen über 0,85 und bei Männern über 1,0, handelt es sich um die androide Adipositas mit erhöhtem Risiko für Diabetes mellitus Typ II, Hypertonie und koronare Herzkrankheit (KHK). Das Verhältnis von Taillenumfang zur Körpergröße beschreibt das Waist-to-Height-Ratio (WHtR), welches die Grenzwerte in Altersklassen definiert (Tab. 3: altersdifferenziertes

Verhältnis von Taillenumfang zu Körpergröße (WHtR) (Menche & Müller, 2014, S. 875)).

Dient lediglich der Taillenumfang als Messgröße, weisen Frauen bei einem Umfang ab 80 cm und Männer ab 94 cm ein erhöhtes bzw. Frauen ab 88 cm und Männer ab 102 cm ein deutlich erhöhtes Risiko für Folgeerkrankungen auf (Menche & Müller, 2014, S. 875).

Alter (Jahre)	WHtR
< 40	max. 0,5
40-60	0,5-0,6
> 60	max. 0,6

Tab. 3: altersdifferenziertes Verhältnis von Taillenumfang zu Körpergröße (WHtR) (Menche & Müller, 2014, S. 875)

Weitere Parameter sind die Bestimmung der Hautfaltendicke sowie die Bioelektrische Impedanzanalyse (BIA). Ersteres beruht auf der Messung des Subkutanfettes an Bizeps, Trizeps und Abdomen mittels einer Kaliperzange.

11

Mögliche Messfehler und eine ungleiche Fettverteilung können die Ergebnisse negativ beeinflussen. Letzteres erfasst die verschiedenen Körperkompartimente (z. B. Fettmasse, fettfreie Masse und Körperwasser) anhand dem unterschiedlichen elektrischen Widerstand der Gewebe. Bei Senioren gestaltet sich die BIA-Messung als kritisch, da sie oftmals über Herzschrittmacher o. ä. verfügen (Elmadfa, 2019, S. 18 ff).

Die Prävalenz für Übergewicht (Präadipositas) bei Erwachsenen in Österreich beträgt ca. 35 %, für Adipositas ca. 17 %. Die Männer dominieren sowohl beim Übergewicht (Männer: 41,4 %, Frauen: 27,9 %) als auch bei Adipositas (Männer: 18,1 %, Frauen: 15,2 %). Die altersbedingten Veränderungen im Stoffwechsel sowie die vermehrte Immobilität aufgrund von Krankheiten bedingen mit zunehmendem Alter eine steigende Prävalenz bei Übergewicht (50 bzw. 40 % ab dem 60. Lebensjahr) und Adipositas (35 bzw. 25 % ab dem 60. Lebensjahr) (Klimont, 2020, S. 53).

2.1 Ursachen

Adipositas beruht auf multifaktoriellen Ursachen. Zu den Hauptauslösern gehören Fehlernährung, körperliche Inaktivität, Medikamente sowie genetische Disposition.

Fehlernährung und Bewegungsmangel gehen meist gemeinsam einher und bewirken, dass der Organismus nur einen Teil der zugeführten Nahrungsenergie in Arbeitsenergie umsetzt. Den Rest wandelt er in Fettmasse um (Petersen et al., 2004). Die Fehlernährung basiert in den Industrieländern auf fett- und zuckereichen hochkalorischen Lebensmitteln, großen Portionen sowie Fast Food. Dabei kommt es zu einer negativen Verschiebung der Nährstoffzufuhr: Mehr schnell resorbierbare Kohlenhydrate und gesättigte Fette, weniger Ballaststoffe und hochwertige Eiweiße. Statt die Speisen aus frischen Zutaten selbst zuzubereiten, überwiegen Fertigprodukte mit reichlich Fett, Zucker und Geschmacksverstärkern. Die Flüssigkeitszufuhr basiert hauptsächlich auf

13

gesüßten Getränken, die Zufuhr von frischem Obst und Gemüse liegt weit unter den Empfehlungen (maximal zwei statt der empfohlenen fünf Portionen täglich). Auch das Essverhalten selbst begünstigt die Fehlernährung. Regelmäßige Mahlzeiten zu Hause und am gemeinsamen Esstisch sind durch Mahlzeiten außer Haus und Snacking nebenbei ersetzt. Darüber hinaus dient Essen oftmals dem Stressabbau und der Kummerbewältigung (Elmadfa & Leitzmann, 2019, S. 636 ff; Lohmer & Ulbrich, 2013, S. 15 ff). Der zunehmende Medienkonsum sowie die rückläufige körperliche Arbeit fördern zudem die Bewegungsarmut. Wohlstand und ein Überangebot an Nahrung sowie die Technisierung von Arbeitsprozessen stellen daher sowohl eine Erleichterung im alltäglichen Leben als auch eine Hürde in der Gewichtsentwicklung dar (Franke, 2002, S. 364).

Ausgehend vom jeweils individuell ausgeprägten Metabolismus können die

Ursachen genetisch bedingt sein. Hier spielt in erster Linie das Obesitas-Gen eine Rolle, welches die Leptinbildung im Fettgewebe steuert. Leptin gelangt über die Blut-Hirn-Schranke in den Hypothalamus und löst Sättigungssignale aus. Bei Adipösen scheint Leptin ähnlich wie Insulin einer gewissen Resistenz zu unterliegen, da sie trotz erhöhter Leptinspiegel kein oder nur ein marginales Sättigungsgefühl aufweisen (Elmadfa & Leitzmann, 2019, S. 633 ff). Die Ausprägung von Grundumsatz und Thermogenese gelten als weitere genetisch bedingte Ursachen, ebenso wie die Veranlagung der Fettzellen, bezogen auf deren Größe und Menge. Diese Veranlagung ist vererbbar: So haben Kinder, deren beide Elternteile adipös sind, ein doppelt so hohes Risiko, ebenfalls adipös zu werden als Kinder mit nur einem adipösen Elternteil (40 vs. 80 %) (Schorb, 2008, S. 57). Erschwerend kommt der Faktor Erziehung (besonders Ernährungserziehung) dazu, da übergewichtige und adipöse Eltern oftmals ein kritisches

Essverhalten vorleben und im Sinne der Vorbildfunktion an die Kinder weitergeben.

Ein weiterer Auslöser ist der psychosoziale Status: Je geringer der Status ausfällt, umso höher ist das Risiko, Übergewicht und Adipositas zu entwickeln. Der Status ist eng mit dem Schulabschluss korreliert, so dass ein geringer sozialer Status oftmals mit einem fehlendem oder Hauptschulabschluss einhergeht. Als ursächlich für die Gewichtsentwicklung gelten fehlende Zugangswege und begrenztes Wissen. Auch das knappe finanzielle Budget scheint eine Rolle zu spielen (Elmadfa & Leitzmann, 2019, S. 637; Lohmer & Ulbrich, 2013, S. 18).

Krankheiten (z. B. Schilddrüsenüberfunktion) und Medikamente (z. B. Psychopharmaka, Hormone und orale Antidiabetika) können ebenfalls eine Körpergewichtszunahme hervorrufen (Domecq et al., 2015).

2.2 Folgen

Die Folgen belaufen sich vorrangig auf Beeinträchtigungen des Bewegungsapparates sowie auf ein erhöhtes Risiko für Folge- und Begleiterkrankungen. Diese umfassen Stoffwechselerkrankungen wie Diabetes mellitus Typ II und Dyslipidämien, Herz-Kreislauf-Erkrankungen wie Hypertonie, KHK, Herzinsuffizienz und Arteriosklerose, Nieren- und gastrointestinale Erkrankungen sowie das metabolische Syndrom. Verschiedene Krebserkrankungen und Schlafapnoe können ebenfalls als Folgeerkrankungen auftreten (Elmadfa, 2019, S. 243).

Auf psychosozialer Ebene sind Adipöse häufiger von Depressionen betroffen, wobei die Depression selbst auch Auslöser sein kann. Darüber hinaus zeigen Adipöse ein verringertes Selbstwertgefühl. Erschwerend kommen die Stigmatisierung und gesellschaftliche Ablehnung aufgrund des stark erhöhten Körpergewichtes hinzu, da die Betroffenen oftmals als faul und willensschwach gelten. Das kann bis zu einem Verlust des Arbeitsplatzes führen, was wiederum den Teufelskreislauf auf Frustration, Immobilität und Gewichtszunahme fördert (Franke, 2002, S. 363).

Weitere Folgen sind die Kosten, welche mit der Therapie von Adipositas und deren Folgeerkrankungen einhergehen. Diese betragen jährlich ca. 30 Mrd. Euro (Klein et al., 2016, S. 157).

3 Senioren

Es gibt keine einheitliche Definition, ab wann ein Mensch als „alt" bzw. „Senior" gilt. Meistens gilt die Begrifflichkeit erst ab dem 65., gelegentlich auch erst ab dem 70. Lebensjahr (Bachl et al., 2005, S. 4). Die Weltgesundheitsorganisation (WHO) klassifiziert die Altersgrenzen wie folgt (Weineck, 2009, S. 550):

- ältere Menschen: 61-75 Jahre

- alte Menschen: 76-90 Jahre

- sehr alte Menschen: > 90 Jahre

Andere Sichtweisen betrachten das kalendarische und biologische Alter als ausschlaggebend. Das kalendarische Alter entspricht den bisher erlebten bzw. vollendeten Lebensjahren, während das biologische Alter auf der physischen und psychischen Gesundheit beruht (Weineck, 2009, S. 524).

Eine weitere Definition bezeichnet den Mensch als Senior, wenn er seinen sogenannten dritten

Lebensabschnitt erreicht hat. Dieser ist durch das Ende der Berufs- und dem Eintritt in die Rentenphase gekennzeichnet. Der darauffolgende vierte Lebensabschnitt geht mit einem zunehmenden Verlust der Gesundheit und Aktivität einher (Sautter, 2007, S. 54).

3.1 Definition der Zielgruppe für die vorliegende Arbeit

Für die in der vorliegenden Arbeit pflegebedürftigen Senioren gibt es keine feste Altersdefinition, stattdessen liegt die Pflegebedürftigkeit zugrunde. Zum einen gibt es pflegebedürftige Senioren, die zwar alleine leben können, aber außerstande sind, den Haushalt selbstständig zu führen. Sie benötigen pflegerische Unterstützung bei Unterkunft, Verpflegung und Betreuung. Demgegenüber stehen die pflegebedürftigen Senioren, die weder alleine leben noch selbstständig einen Haushalt führen können. Sie benötigen zusätzlich Pflegemaßnahmen für die alltägliche Grundversorgung. Die pflegebedürftigen Senioren unterteilen sich darüber hinaus in mobile und immobile Pflegefälle mit einem unterschiedlich großen Aktionsradius.

Die vorliegende Arbeit umfasst alle pflegebedürftigen Senioren, die normalgewichtig (Primärprävention) oder bereits übergewichtig bzw. adipös (Sekundär-

21

und Tertiärprävention) sind. Das Setting bezieht sich auf Krankenhäuser und Pflegeheime mit geriatrischem Schwerpunkt.

3.2 Adipositas bei Senioren

In Österreich beträgt die Prävalenz von Adipositas bei älteren Menschen zwischen 60 und 74 Jahren ca. 25 %, ab dem 75. Lebensjahr ca. 15 %. Bei geschlechtsdifferenzierter Betrachtung fällt auf, dass Männer zwischen 45 und 74 Jahren die höchste Adipositasprävalenz haben, während Frauen diesen Wert erst zwischen 60 und 74 Jahren erreichen (Klimont, 2020, S. 54). Neben den altersbedingten metabolischen Veränderungen gelten bei der jetzigen Seniorengeneration die Erfahrungen aus der Nachkriegszeit, einhergehend mit Hunger und Lebensmittelmangel, als Auslöser (Franke, 2002, S. 359).

Basierend auf den gesundheitlichen Folgen führt die Adipositas im Alter zu einer Beeinträchtigung der Lebensqualität durch verstärkte Immobilität und Aktivitätseinschränkung, assoziiert mit einem früher einsetzenden Pflegebedarf (Blaum et al., 2005). Zudem erhöht Adipositas im Alter das Risiko für Hospitalisierung und

23

Institutionalisierung (Apelt et al., 2012). Die damit verbundene Pflege bzw. der dadurch erhöhte Pflegeaufwand kann mit einer vermehrten Diskriminierung durch Pflegepersonal in Krankenhäusern und Pflegeheimen einhergehen (Pavelcsik, 2011).

Dabei scheint die Diskriminierung als Bewältigungsstrategie für die gewichtsbedingte erhöhte Arbeitsbelastung zu dienen (vgl. Kapitel Ressourcen für die Pflege adipöser Senioren).

24

4 Ressourcen für die Pflege adipöser Senioren

Adipöse Senioren in der Pflege bedingen eine vermehrte Belastung für Personal und Management. Adipositas führt zu einem eingeschränkten körperlichen Aktionsradius, der wiederum den Zeitaufwand für die persönliche Pflege (Waschen, Ankleiden) erhöht (Apelt et al., 2012). Die gewichtsbedingte verfrühte Institutionalisierung erhöht den pflegerischen Kostenaufwand, da jüngere Senioren höhere Grundansprüche und adipöse Senioren zudem einen erhöhten Bedarf an Hilfsmitteln haben. Letzteres umfasst adipositasgeeignete Rollstühle und Gehhilfen, kostenintensive stabile und breitere Möbel, speziell angepasste Waschvorrichtungen sowie einen erhöhten Platzbedarf für den Bewegungsradius. Auch der Personalaufwand ist erhöht, da mehr Personal notwendig ist, um adipöse Patienten zu pflegen und zu mobilisieren. Die Gewichtsbelastung beim Heben und Tragen erhöht zudem das Verletzungsrisiko der Pflegekräfte (Hales et al., 2019).

Der Gesundheitssektor hat die Verpflichtung, neben der Gesundheits- und Krankenpflege Prävention zu betreiben. Das betrifft sowohl die Zielgruppe der Patienten als auch das Pflegemanagement. Um die gesundheitliche und finanzielle Belastung aller Beteiligten so gering wie möglich zu halten, ist es notwendig, rechtzeitig zu intervenieren. Die Zielsetzung sieht dabei vor, zum einen das Adipositasrisiko bei Senioren generell zu minimieren und zum anderen die Mehrbelastung in der Pflege bereits adipöser Senioren zu reduzieren. Ein Pflegeassessment mit Checklisten und Leitlinien erleichtert die Umsetzung, für welche sowohl die Einrichtungen als auch die Pflegekräfte verantwortlich sind. Letztere in eigenverantwortlicher, mitverantwortlicher und interdisziplinärer Regie (Frühbeck et al., 2013). Bezogen auf die Zielgruppe der Senioren ist es wünschenswert, eine Bewegungskultur im Pflegesystem durch die Integration von

Bewegung im Alltag zu schaffen, kombiniert mit einem bedarfs- und bedürfnisgerechtem Essverhalten, abgestimmt auf Alter und Mobilität.

Die folgenden Ressourcen unterteilen sich auf die Primär- sowie Sekundär- und Tertiärprävention. Die Primärprävention soll ein bestimmtes Risiko verhindern, im Falle der vorliegenden Arbeit die Entstehung von Adipositas bei pflegebedürftigen Senioren. Die Sekundärprävention beinhaltet Maßnahmen der Frühdiagnostik, um Risiken schnell zu erkennen und deren Ausbreitung zu verhindern. Die Tertiärprävention letztendlich greift, wenn sich das Risiko manifestiert hat und es gilt, eine Verschlechterung des Zustandes zu vermeiden und eine Rückfallprophylaxe vorzunehmen (Leppin, 2018, S. 48 f). Die hier vorgestellten Interventionen der Sekundär- und Tertiärprävention sollen zum einen die Folgen von Adipositas bei den Senioren minimieren. Zum anderen sollen sie die Pflegemaßnahmen erleichtern, um die Pflegekräfte zu schonen und weitere Risiken wie belastungsbedingte Arbeitsausfälle vermeiden.

4.1 Ressourcen im Bereich Ernährung

Im Bereich Ernährung ist sowohl die praktische als auch die theoretische Seite zu betrachten. Die praktischen Ressourcen beziehen sich direkt auf die Nahrungsauswahl, welche dem Alter und der Mobilität anzupassen ist. Die theoretische Seite bezieht sich auf die Wissensvermittlung. Im Bereich Ernährung ist in erster Linie die Pflegeeinrichtung als Versorgungsdienstleister gefragt. Die Senioren sind ebenfalls zu intervenieren, wobei sich Ernährungsumstelllungen aufgrund der jahrelangen Erfahrung und Prägung als sehr langwierig gestalten.

4.1.1 Primärprävention

Als grundlegende Maßnahme ist der Speiseplan an die Bedürfnisse von Senioren anzupassen – unter Beachtung einer bedarfsdeckenden Zufuhr an Energie und Nährstoffen sowie unter Nutzung eines Ernährungs-Assessment (Porter Starr et al., 2016a). Beim Assessment ist darauf zu achten, nach Verlegung und Neuaufnahme das vorherige Essverhalten zu erfassen. So lassen sich nachteilige Gewichtszunahmen durch den Wechsel von unregelmäßiger auf regelmäßiger Nahrungszufuhr vermeiden. Um das Assessment nachhaltig zu gestalten bzw. um dessen Effektivität zu validieren, sollte das regelmäßige Wiegen und Erfassen des Körpergewichtes eine grundlegende Maßnahme sein. Nur so können die Pflegekräfte einschätzen, wie sich das Gewicht sowohl beim einzelnen Patienten als auch in der gesamten Einrichtung bzw. Station entwickelt. Das wiederum schafft die Möglichkeit, rechtzeitig einzuschreiten.

Die allgemeine Zielsetzung der Ernährung sollte eine Energiezufuhr sein, die an den tatsächlichen Bedarf angepasst ist und bei veränderten Pflegesituationen einer entsprechenden Nachjustierung unterliegt. Die Kost selbst ist protein-, vitamin- und ballaststoffreich zu gestalten und sollte reichlich frisches Obst und Gemüse sowie wenig Milchfett beinhalten. Studien zufolge scheint eine Erhöhung der Proteinzufuhr über den eigentlichen Bedarf hinaus als grundlegend geeignet (Porter Starr et al., 2016b). Mehrere kleine Mahlzeiten über den Tag verteilt mit Beibehaltung der bekannten Gerichte unter Nutzung nährstoffreicher Lebensmittel sind weitere Maßnahmen. Familienangehörige und Besucher sind darauf hinzuweisen, dass Süßigkeiten, Kuchen und Co. keine geeigneten Geschenke und Mitbringsel sind, generell ist das Angebot an zuckerhaltigen Lebensmitteln zu begrenzen (Kruse, 2018, S. 118 f).

Anhand verhaltensbezogener Ansätze sollen die Senioren ein flexibles Essverhalten erlernen, so dass sie nach Hungergefühl statt nach festgesetzter Uhrzeit essen. Die Stärkung des sozialen Umfeldes durch regelmäßige Kontakte reduziert zudem die Anreize für Essen aus Langeweile, Einsamkeit oder Frust (Menche & Müller, 2014, S. 875).

Ein weiteres Konzept stellt Studien zufolge die regelmäßige Anregung zur Intervention dar. Dies kann dadurch erfolgen, dass die Pflegekräfte immer wieder Obst und Gemüse anbieten oder zum regelmäßigen Konsum anregen (Cicolini et al., 2014).

Für die Maßnahmenumsetzung bietet sich die Zusammenarbeit mit speziell ausgebildeten Ernährungsfachkräften an. Schulungen mit den Schwerpunkten „Ernährung im Alter" und „Adipositas im Alter" sind weitere Optionen (Bamford et al., 2012).

4.1.2 Sekundär- und Tertiärprävention

Reduktionsdiäten stellen bei Senioren bedingt eine Option dar und sollten nur unter Aufsicht einer geschulten Ernährungsfachkraft erfolgen. Falsche Reduktionen bewirken einen vermehrten Abbau der notwendigen Muskelmasse, anstatt die Fettmasse zu minimieren. Nährstoffmangel und negative Interaktionen mit Medikamenten oder bestehenden Erkrankungen sind weitere Risiken. Der Gewichtsverlust sollte maximal ein halbes Kilogramm pro Woche betragen (Menche & Müller, 2014, S. 875)

Geeignet sind Kalorienreduktionen von 200 bis maximal 500 kcal pro Tag unter Beibehaltung der Proteinzufuhr von 1,5 g/kg Körpergewicht. Änderungen in der Lebensmittelauswahl sind meistens angebracht, müssen jedoch einer entsprechenden Verhältnismäßigkeit unterliegen. Formulaprodukte sind nur ab Adipositas Grad II geeignet und müssen in der Zusammensetzung den Bedarf aller essentiellen Nährstoffe abdecken.

Nährstoffbeschränkungen und Fasten sind bei adipösen Senioren keine Option. Ansonsten gelten bei bestehender Adipositas die gleichen Empfehlungen wie in der Primärprävention. Zudem steht der Erhalt der Lebensqualität über dem diätetischen Nutzen.

Als funktioneller Marker für die Notwendigkeit einer Reduktionsdiät im Alter dienen zusätzlich zum BMI die Körperzusammensetzung und adipositasbedingte Komorbiditäten (Wojzischke et al., 2016).

4.1.3 Eigene Erfahrungswerte

Den Pflegekräften ist prinzipiell bewusst, dass eine ungesunde Ernährungsweise Übergewicht und Adipositas begünstigen kann. Allerdings wissen nur wenige, wie geeignete Alternativen aussehen, weil diese Thematik für sie persönlich keine Rolle spielt. Als problematisch gestaltet sich auch der Umgang mit Hunger und Sättigung. Hier stellt sich für Pflegekräfte die Frage, wie sie Patienten mäßigen sollen, wenn diese permanent nach Essen bzw. sehr großen Mengen verlangen. Bei der Pflege innerhalb der Familie würden sie das Essen verweigern und die Mahlzeiten begrenzen. Bei der Pflege fremder Personen ist dies ethisch sehr fragwürdig. Auch stellt sich die Frage nach dem Vorgehen, wenn mobile Patienten sich selbst mit ungesunden Lebensmitteln versorgen. Es ist durchaus wünschenswert, wenn sie eigene Wege wie kleine Einkäufe erledigen. Aber es ist kritisch, wenn sie sich mit Süßigkeiten und Snacks versorgen.

35

Für manche Patienten sind die Mahlzeiten die einzigen Haltepunkte im Alltag. Dementsprechend gestalten sie diese: Schmackhafte Speisen, meist sehr fettig und hochkalorisch, genüsslich und in großen Mengen verzehrt – Schlemmen statt Sättigung. Für andere Patienten sind die Mahlzeiten ein Luxus, auf den sie vor der Pflege verzichten mussten (z. B., weil sie außerstande waren, selbst zu kochen). Dann dient die Nahrungsaufnahme zum Auffüllen leerer Speicher, gelegentlich horten solche Patienten auch Lebensmittel.

Anstatt aktiv nach Lösungsmöglichkeiten zu suchen, belassen die Pflegekräfte oftmals alles so, wie es ist: „Sie sind alt genug, sollen sie doch selbst entscheiden." Zumal die Pflegekräfte teilweise davon profitieren, da sie gelegentlich Schokolade und Kuchen als Dank bekommen und so ihren eigenen Bedarf stillen können. Ganz einfach machen es sich manche Pflegekräfte, wenn die Angehörigen ebenfalls übergewichtig oder adipös sind. Dann gilt das

Problem als „familiär bedingt" und „nicht zu ändern."

Ein derart kritischer Umgang mit dem Thema Ernährung lässt sich vermeiden, wenn die Pflegekräfte über ausreichend Wissen verfügen und in der Lage sind, dieses Wissen sowohl auf ihr eigenes als auch auf das Essverhalten der Patienten zu übertragen.

4.2 Ressourcen im Bereich Bewegung

Die Bewegung umfasst auf der einen Seite die Mobilisation zur Erhaltung der körperlichen Funktionalität und auf der anderen Seite die körperliche Aktivität im Sinne von Sport und Alltagsbewegung.

4.2.1 Primärprävention

Alle Bewegungsangebote sollten unter Beachtung der Motivation und altersbedingten Möglichkeiten erfolgen. Die Intensität und Häufigkeit sollte moderat sein und der Schwerpunkt auf der Stärkung des Herz-Kreislauf-Systems beruhen. Dies bedeutet Elemente mit mehr Ausdauer und weniger Kraft (Platen, 2008, S. 337). Geeignet sind Gehen, Walken und Wassergymnastik (Menche & Müller, 2014, S. 875). So bietet sich täglich ein 30-minütiger Spaziergang für mobile Patienten an, optimalerweise nachmittags, wenn alle ausgeruht sind und natürliches Tageslicht vorhanden ist. Das Beibehalten der bisherigen Pflichten und Aufgaben im Alltag trägt ebenfalls zur regelmäßigen Bewegung bei. Hierzu zählen Einkaufen oder das Erledigen kleiner Wege, in Abhängigkeit der individuellen Mobilität. Die Pflegekräfte und Angehörigen sollten sich hier so weit wie möglich zurücknehmen. Das „zurücknehmen" gilt generell für alle Bewegungsabläufe, einschließlich Waschen und Pflege: Unterstützung ist nur angebracht, wenn sie eingefordert und medizinisch tatsächlich notwendig ist. Das Beibehalten von Eigenverantwortung ist Voraussetzung für einen gesundheitsbewussten Umgang mit sich selbst.

Da Bewegung in der Gemeinschaft eine bessere Akzeptanz findet, sollten die Angebote stets auf Gruppen oder mindestens zwei Personen ausgerichtet sein. Für immobile Patienten empfiehlt sich die regelmäßige ergonomische Mobilisation durch Pflegekräfte sowie Physiotherapeuten, entsprechend der körperlichen Einschränkung.

Als Richtwert für die präventive Bewegung gelten drei- bis fünf Einheiten pro Woche für je 30 bis 60 Minuten (Lohmer & Ulbrich, 2013, S. 42).

4.2.2 Sekundär- und Tertiärprävention

Alle angebotenen Maßnahmen sind sowohl auf das Alter als auch auf den Grad der Adipositas und die Mobilität anzupassen. Gelenkschonende Übungen mit einer moderaten Belastung des Herz-Kreislauf-Systems stehen im Vordergrund. Als besonders geeignet gelten Walken und Wassergymnastik, entsprechend der jeweiligen Mobilität (Hauner et al., 2009). Des Weiteren gelten für die Sekundär- und Tertiärprävention die gleichen Empfehlungen wie für die Primärprävention.

4.2.3 Eigene Erfahrungswerte

Je nach Zeit und Motivation der Pflegekräfte gibt es verschiedene Bewegungsangebote. Bei Ablehnungen findet nur selten der Versuch statt, die Patienten dennoch zu motivieren. Hinzu kommt, dass Patienten manchmal aufgrund von Medikamenten oder depressiven Phasen keinen Antrieb zeigen.

Aufgrund des knappen Zeitbudgets überlässt die Pflege Bewegung und Mobilisation bevorzugt den Physiotherapeuten. Wobei dies teilweise auch auf dem begrenzten Wissen und Können der Pflegekräfte beruht. Aus Angst, etwas falsch zu machen und die Patienten zu verletzen, kommt es ebenfalls zur Auslagerung der Bewegung auf den entsprechenden Fachbereich. Bei der Nutzung der Bewegungsangebote hat die Erfahrung gezeigt, dass freiwillige Maßnahmen mehr Zuspruch finden als verordnete.

Wirken die Patienten „zerbrechlich" im Sinne von pflegebedürftig, schränken Pflegekräfte deren Mobilität manchmal unbewusst ein, indem sie ihnen Alltagswege abnehmen und zur körperlichen Entlastung raten. Mit einer gründlichen Anamnese, die den bisherigen Bewegungsalltag erfasst, ließe sich diese Problematik vermeiden.

Den Pflegekräften weitere Aufgaben im Bereich der Mobilisation und Bewegung zuzuteilen, scheint teilweise kritisch zu sein. Denn für derartige Maßnahmen benötigen sie eine entsprechende Schulung mit der Zielgruppe Adipositas, eine Erweiterung des Zeitrahmens für die persönliche Pflege beim Patienten sowie bei Bedarf notwendige Hilfsmittel.

4.3 Ressourcen im Bereich Personal

Im Personalbereich sind mehrere Faktoren zu beachten: Die Kommunikation zwischen Pflegekräften und adipösen Patienten sowie der erhöhte Zeit-, Kraft- und Personalaufwand, welcher mit steigendem Körpergewicht der Patienten korreliert.

4.3.1 Primärprävention

Entscheidend für die Kommunikation ist die persönliche Einstellung der Pflegekräfte zum Thema Gesundheit und Körpergewicht: Haben die Pflegekräfte selbst kein Interesse am eigenen Gesundheitsstatus, legen sie keinen Wert auf die Ernährung oder bewegen sich nur selten körperlich (im Sinne von Sport), fällt es ihnen schwer, dieses Wissen bei Patienten zu implizieren. Eine zu gesundheitsbewusste Lebensweise eignet sich auch nur bedingt, da die strengen, teils rigiden Vorgaben der Pflegekräfte eher ablehnend wirken anstatt zu motivieren. Optimal ist die bewusste Auseinandersetzung mit der eigenen Gesundheit, einschließlich dem Erkennen möglicher Schwachstellen. In diesem Falle wirken die Pflegekräfte am empathischsten und glaubwürdigsten und können den größten Einfluss auf die Patienten nehmen (Tanneberger & Ciupitu-Plath, 2018).

Ebenfalls wichtig ist das Abschaffen von Vorurteilen der Pflegekräfte gegenüber

Adipositas, welche teilweise mit Diskriminierung der Patienten einhergehen. Oftmals gilt die Adipositas als selbstverschuldet und die Betroffenen als motivationslos ohne ausreichende Compliance. Je höher das Körpergewicht, umso negativer fällt dabei die Beurteilung aus. Die damit verbundenen Schwierigkeiten in der Pflege können zur Überforderung des Personals führen (Hales et al., 2019).

Für die bewusste Auseinandersetzung mit dem Körpergewicht sowie den persönlichen Erfahrungen und Einstellungen bieten sich Fort- und Weiterbildungen zum Thema Prävention und Behandlung von Adipositas an (Lohmer & Ulbrich, 2013, S. 72). Fortbildungen zur Mobilisation von adipösen pflegebedürftigen Senioren sowie zur Nutzung geeigneter Hilfsmittel reduzieren ebenfalls langfristig die Befangenheiten und Schwierigkeiten im Umgang mit den betreffenden Pflegenden. Eine weitere Option ist ein fest integriertes Betriebliches

Gesundheitsmanagement für die Pflegekräfte. So können sie die Notwendigkeit der eigenen Gesundheit erkennen und mit dieser Einstellung einen Beitrag zur Gesunderhaltung der Patienten leisten (Miranda et al., 2015).

Die pflegerische Beratung ist ein unterstützendes Hilfsmittel, um den Patienten Perspektiven aufzeigen und mit ihnen gemeinsam Lösungen zu finden. Sie eignet sich sowohl in der Primär- als auch in der Sekundär- und Tertiärprävention. Voraussetzungen hierfür sind ein ausführliches Assessment und eine vertrauensvolle Beziehung mit ausreichend Zeit und Privatsphäre. Es muss kein eigentliches Beratungsgespräch stattfinden, die Kommunikation im Pflegealltag kann ausreichend sein. Die Entscheidung hierzu ist individuell abzuwägen. Zuhören, Selbstermutigung zeigen und Sorge tragen sind ebenso wie das offene Ansprechen der Gewichtsthematik ein fester Bestandteil. Ratschläge zum Halten oder Reduzieren des Gewichtes sind nur dann produktiv, wenn es gleichzeitig zur Thematisierung der auslösenden Ursachen kommt. Gespräche und Austausch mit Kolleginnen und Kollegen sollen Unsicherheiten reduzieren und den Wissensstand erweitern. Die Einbindung der Familie und Angehörigen wirkt ebenfalls unterstützend (Zegelin, 2014, S. 192 ff). Hier ist anzumerken, dass die pflegerische Beratung weder die professionelle Ernährungsberatung noch die fachmännische Begleitung durch Physiotherapeuten ersetzt. Viele Pflegekräfte gehen davon aus, genau dafür verantwortlich zu sein und lehnen deswegen die Beratung von vornherein ab. Allerdings verfolgt die pflegerische Beratung im Kontext von Adipositas nur das Ziel, die betroffenen Senioren und die beteiligten Kolleginnen und Kollegen regelmäßig nach ihren Erfahrungen zu fragen. So sind alle über den aktuellen Stand der Maßnahmen informiert und möglich Probleme lassen sich zeitnah erkennen und beheben.

4.3.2 Sekundär- und Tertiärprävention

Je höher das Gewicht der pflegenden Senioren, umso höher ist die Belastung der Pflegekräfte in Bezug auf Körperhaltung und Bewegungsabläufe. Auch das Mobilisieren adipöser Patienten geht mit einem erhöhten Kraftaufwand einher. Falsch angewendete Techniken können schnell zu Überlastungen und Verletzungen führen, besonders im Rücken-, Muskel- und Gelenkbereich. Abhilfe schaffen Rutsch- oder Gleittücher, Lifter mit erhöhter Tragkraft und rückenschonende Transfermöglichkeiten. Zudem ist bei der Grundversorgung adipöser Senioren das Pflegepersonal auf zwei bis drei Personen zu erhöhen (Schmid & Troy, 2011, S. 57). Es sind ebenfalls entsprechende Fort- und Weiterbildungen notwendig, die den Pflegekräften sowohl die richtigen Techniken als auch den richtigen Umgang mit den Hilfswerkzeugen nahe bringen.

Hilfsmittel wie Greifsysteme, speziell für schwere Belastungen ausgerichtete

49

Einrichtungs- und Sanitärgegenstände und entsprechende Instrumentarien reduzieren die körperliche Belastung der Pflegekräfte und wirken Verletzungen und überlastungsbedingten Arbeitsausfällen entgegen. Über regelmäßige Feedbackschleifen sind die neu erlernten Maßnahmen in ihrer Effektivität und Wirksamkeit zu überprüfen. Letztendlich müssen die Interventionen so gestaltet sein, dass die Pflegekräfte sie in ihrer Arbeit mit den adipösen Senioren als Erleichterung wahrnehmen und die Pflege selbst als weniger stressig empfinden. Je nach Ausprägung der Adipositas sind gesundheitliche Komplikationen wie Dekubitus und Thrombosen möglich. Auch hier sind die Pflegekräfte bei Bedarf zu schulen, wobei der Schwerpunkt auf Komplikationen bei Adipösen liegen sollte. Weitere kritische und zu beachtende Bereiche sind die Körperpflege sowie das An- und Auskleiden (Lohmer & Ulbrich, 2013, S. 61 ff).

Demgegenüber steht die Erfahrung, dass Pflegedienstleitung und Führungspersonal kaum über die Schwierigkeiten der Pflegekräfte bei adipösen Senioren Bescheid wissen. Sie nehmen die Problematik selbst als weniger gravierend wahr und können nur bedingt einschätzen, welche Ausmaße das zunehmende Übergewicht auf die Pflege hat. Hier scheinen die Pflegekräfte in der Verantwortung, indem sie das Pflegemanagement über den tatsächlichen Sachverhalt und den daraus resultierenden Komplikationen berichten.

Auf der Verhaltensebene können Pflegekräfte dahingehend ansetzen, dass sie das Selbstbewusstsein der Senioren stärken und sie bei der Stressbewältigung unterstützen. Letzteres schließt den Umgang mit Verstärkungsmechanismen ein: Lob und Anerkennung sind langfristig erfolgreicher als Vorurteile und Ablehnung (Lohmer & Ulbrich, 2013, S. 42).

4.3.3 Eigene Erfahrungswerte

Bei übergewichtigen Pflegekräften fällt auf, dass sie sowohl positiv als auch negativ auf die Problematik wirken können. Positiv, wenn sie sich selbst bewusst sind, dass ihr Körpergewicht zu hoch ist und sie aktiv daran arbeiten müssen bzw. dies auch tun. Negativ, wenn sie um ihr Gewichtsproblem wissen, aber bisher keinen Erfolg beim Abnehmen hatten. In solchen Fällen unterstützen sie meist die Aussagen der Patienten, dass Gewichtsreduktionen schwierig und meistens doch ohne dauerhaften Erfolg sind. Es gibt aber auch Pflegekräfte, welche die Thematik aus ihrem Aufgabenbereich vollständig rausnehmen. Sie sind der Meinung, dass jeder selbst wissen muss, was er isst und welches Körpergewicht er mitbringt. Gelegentlich vertreten sie auch die Meinung, dass es dafür den Diätassistenten gibt und sie „nicht für alles verantwortlich sind". Als besonders schwierig gestaltet sich der Umgang mit Patienten, die keinerlei Risiken und negative Folgen mit der

Adipositas assoziieren. Die Vermittlung obliegt meist den Pflegekräften, was wiederum den Stress und die Überforderung verstärkt. Denn sie müssen zusätzlich zu den Pflegemaßnahmen auch noch die Hintergründe einer Gewichtsreduktion vermitteln.

5 Zusammenfassung und Fazit

Das komplexe Krankheitsbild Adipositas liegt ab einem BMI $\geq$ 30 kg/m² vor, basiert auf multifaktoriellen Ursachen und birgt langfristig verschiedene Risiken. Je nach Ausprägung und Beurteilung des BMI unterteilt es sich in vier Schweregrade. Für genauere Klassifikationen sind weitere Parameter wie die Bestimmung des Taillenumfangs notwendig. Die Auslöser lassen sich sowohl im Verhalten (Ernährung und Bewegung) als auch im Umfeld (psychosozialer Status) und in der genetischen Veranlagung der Betroffenen finden. Die Folgen belaufen sich auf Stoffwechsel- und Herz-Kreislauf-Erkrankungen sowie körperliche und psychische Beeinträchtigungen. In der Pflege setzt der Umgang mit adipösen Patienten reichlich Hintergrundwissen sowie eine Compliance aller Beteiligten voraus.

In Österreich ist ein Viertel der Senioren zwischen 60 und 74 Jahren adipös. Dabei ist die steigende Prävalenz der Adipositas mit

54

erhöhten Kosten und einer erhöhten Pflegebelastung verbunden. Ersteres basiert auf den mit der Adipositas assoziierten Folgeerkrankungen und der sich daraus ergebenden Pflegebedürftigkeit. Letzteres basiert auf dem vermehrten Zeit- und Kraftaufwand, den die Pflegekräfte für die Betreuung adipöser Patienten benötigen. Diese Herausforderungen sind frühzeitig zu erkennen und entsprechende Interventionen zu treffen, wobei die Maßnahmen präventiv und therapeutisch wirken sollen. Für die Betroffenen ergibt sich daraus eine Verbesserung der Lebensqualität, da sich Folgeerkrankungen und psychosoziale Beeinträchtigungen minimieren lassen.

Um den Umgang mit adipösen Senioren in der Pflege zu erleichtern, eignen sich Leitlinien und Checklisten. Diese ermöglichen ein standardisiertes Vorgehen sowie eine regelmäßige Evaluierung der Maßnahmen. Zu den inhaltlichen Schwerpunkten gehört das Einplanen des zeitlichen und finanziellen

Mehraufwandes, gesteuert über die Pflegekräfte selbst (Zeit) bzw. über das Management (Kosten). Schulungen der Pflegekräfte in den Bereichen Ernährung, Bewegung und Eigenverantwortlichkeit sind ebenfalls notwendig. Sie dienen der Verbesserung der entwickelten Präventionsmaßnahmen. So können die Pflegekräfte geeignete Empfehlungen gegenüber den Patienten aussprechen und mögliche Barrieren identifizieren. Das wiederum stärkt die Pflegekräfte und baut Unsicherheiten ab. Des Weiteren sollten die Pflegekräfte an Ausbildungen teilnehmen, welche sich mit dem Umgang spezieller Hilfsmittel für die Pflege Adipöser beschäftigen. Die Anschaffung der jeweils benötigten Hilfsmittel sollte selbstverständlich sein und nach Rücksprache mit den zuständigen Pflegekräften erfolgen. Dabei schließen die Hilfsmittel bei Bedarf auch die Aufstockung des Pflegepersonals pro adipösem Senior ein, um die anfallende Mehrbelastung bewältigen zu können. Der Einsatz externer Fachkräfte aus den Bereichen Ernährung und Bewegung bringt weitere Unterstützung, da sich die Pflegekräfte zum einen auf ihr eigentliches Tätigkeitsfeld konzentrieren können und sie zum anderen regelmäßig Input und bei Bedarf eine Maßnahmenkorrektur erhalten. Mit dem so vermittelten fachlichen und sozialen Hintergrundwissen, umgesetzt in den Pflegealltag, lässt sich ein entsprechender Umgang mit adipösen Patienten gewährleisten. Das wiederum bedingt langfristig eine Entlastung der Pflegekräfte sowie eine gesteigerte Motivation, trotz gegebener Mehrbelastung.

Darüber hinaus sind adipöse Menschen als ernsthaft krank zu betrachten, anstatt sie als willensschwach und haltlos zu bewerten. Die kritische Auseinandersetzung mit der eigenen Gesundheit und dem eigenen Körper können hierbei unterstützend wirken. Eine neutrale Einstellung der Pflegekräfte ist insoweit notwendig, dass sie eine professionelle Pflege

57

ermöglicht. Zudem ist sie die Grundlage für eine vertrauensvolle Beziehung zwischen Patient und Pflegekraft und ausschlaggebend für den Maßnahmenerfolg, da die Pflegekräfte sehr viel Zeit mit den Patienten verbringen und eine zentrale Rolle in deren Leben bzw. derzeitigen Situation spielen.

Abschließend lässt sich feststellen, dass einheitliche Instrumente und Empfehlungen notwendig sind, um eine optimale Pflege bei adipösen Senioren gewährleisten zu können. Ein Leitfaden, implementiert als Pflegeassessment in das Konzept der jeweiligen Pflegeeinrichtung, unterstützt und entlastet die Pflegekräfte. Die Interventionen müssen dabei auf die betroffenen Patienten, ihr Umfeld und die Pflegeeinrichtung wirken, um nachhaltig präventiv zu sein. Des Weiteren sind externe Fachkräfte und themenbezogene Schulungen ebenso ein fester Bestandteil wie die regelmäßige Evaluierung der Maßnahmen. Statt die Thematik als „unwichtig" einzustufen oder sie alleine den Pflegekräften zu überlassen, wären mehr Anerkennung und fachmännische Unterstützung wünschenswert.

Die Pflegekräfte geben ihr Bestes, aber sie haben ein begrenztes Zeitfenster und sind weder Ernährungs- noch Bewegungsexperten.

Auch wenn diese Thematik in der Pflege dringend zu bearbeiten ist, sollte dies nicht ausschließlich auf den Pflegekräften beruhen.

Literaturverzeichnis

Apelt, G., Ellert, S., & Garms-Homolová, V. (2012). Zeitliche und strukturelle Unterschiede in der Pflege adipöser und nicht-adipöser Bewohner(innen) vollstationärer Pflegeeinrichtungen. *Pflege*, *25*(4), 271–283. https://doi.org/10.1024/1012-5302/a000215

Bachl, N., Schwarz, W., & Zeibig, J. (2005). *Fit ins Alter: Mit richtiger Bewegung jung bleiben* (2006. Edition). Springer.

Bamford, C., Heaven, B., May, C., & Moynihan, P. (2012). Implementing nutrition guidelines for older people in residential care homes: A qualitative study using Normalization Process Theory. *Implementation Science*, *7*(1), 106. https://doi.org/10.1186/1748-5908-7-106

Berger, M., & Mühlhäuser, I. (2002). Diabetes und Übergewicht bei Männern und Frauen. In K. Hurrlemann & P. Kolip (Eds.), *Geschlecht, Gesundheit und Krankheit: Männer und Frauen im Vergleich* (1., Edition). Hogrefe AG.

Blaum, C. S., Xue, Q. L., Michelon, E., Semba, R. D., & Fried, L. P. (2005). The Association Between Obesity and the Frailty Syndrome in Older Women: The Women's Health and Aging Studies. *Journal of the American Geriatrics*

Society, *53*(6), 927–934. https://doi.org/10.1111/j.1532-5415.2005.53300.x

Cicolini, G., Simonetti, V., Comparcini, D., Celiberti, I., Di Nicola, M., Capasso, L. M., Flacco, M. E., Bucci, M., Mezzetti, A., & Manzoli, L. (2014). Efficacy of a nurse-led email reminder program for cardiovascular prevention risk reduction in hypertensive patients: A randomized controlled trial. *International Journal of Nursing Studies*, *51*(6), 833–843. https://doi.org/10.1016/j.ijnurstu.2013.10.010

Doenges, M. E., Moorhouse, M. F., & Murr, A. C. (2019). *Pflegediagnosen und Pflegemaßnahmen* (6., vollst. aktual. u. überarb. Edition). Hogrefe AG.

Domecq, J. P., Prutsky, G., Leppin, A., Sonbol, M. B., Altayar, O., Undavalli, C., Wang, Z., Elraiyah, T., Brito, J. P., Mauck, K. F., Lababidi, M. H., Prokop, L. J., Asi, N., Wei, J., Fidahussein, S., Montori, V. M., & Murad, M. H. (2015). Clinical review: Drugs commonly associated with weight change: a systematic review and meta-analysis. *The Journal of Clinical Endocrinology and Metabolism*, *100*(2), 363–370. https://doi.org/10.1210/jc.2014-3421

Elmadfa, I. (2019). *Ernährungslehre* (4. überarb. Aufl. Edition). utb GmbH.

Elmadfa, I., & Leitzmann, C. (2019). *Ernährung des Menschen* (6. vollst. überarb. u. aktual. Aufl. Edition). UTB GmbH.

Franke, A. (2002). Essstörungen bei Männern und Frauen. In K. Hurrlemann & P. Kolip (Eds.), *Geschlecht, Gesundheit und Krankheit: Männer und Frauen im Vergleich* (1., Edition). Hogrefe AG.

Frühbeck, G., Toplak, H., Woodward, E., Yumuk, V., Maislos, M., Oppert, J.-M., & Executive Committee of the European Association for the Study of Obesity. (2013). Obesity: The gateway to ill health - an EASO position statement on a rising public health, clinical and scientific challenge in Europe. *Obesity Facts*, *6*(2), 117–120. https://doi.org/10.1159/000350627

Hales, C., Amankwaa, I., Gray, L., & Rook, H. (2019). The care of older adults with extreme obesity in nursing homes: A collective case study. *MedRxiv*. https://doi.org/10.1101/19013326

Hauner, H., Buchholz, G., Hamann, A., Husemann, B., Koletzko, B., Liebermeister, H., Wabitsch, M., Westenhöfer, J., Wirth, A., & Wolfram, G. (2009). Adipositas und Diabetes mellitus. *Diabetologie Und Stoffwechsel - DIABETOL STOFFWECHS*, *4*.

https://doi.org/10.1055/s-0029-
1224578

Klein, S., Krupka, S., Behrendt, S., Pulst, A., &
Bleß, H.-H. (2016). *Weißbuch
Adipositas—Versorgungssituation in
Deutschland.* Medizinisch
Wissenschaftliche Verlagsgesellschaft.
https://scholar.google.com/scholar_loo
kup?title=Wei%C3%9Fbuch%20Adipo
sitas%20%E2%80%93%20Versorgung
ssituation%20in%20Deutschland&publ
ication_year=2016&author=Klein%2C
S&author=Krupka%2CS&author=Behr
endt%2CS&author=Pulst%2CA&autho
r=Ble%C3%9F%2CHH

Klimont, J. (2020). *Österreichische
Gesundheitsbefragung 2019*
(Bundesministerium für Soziales,
Gesundheit, Pflege und
Konsumentenschutz (BMSGPK) &
Statistik Austria, Eds.).
http://www.statistik.at/web_de/services
/publikationen/4/index.html?includePa
ge=detailedView&sectionName=Gesu
ndheit&pubId=794

Kruse, A. (2018). Prävention und
Gesundheitsförderung im hohen Alter.
In T. Klotz, M. Richter, S. Stock, & K.
Hurrelmann (Eds.), *Referenzwerk
Prävention und Gesundheitsförderung:
Grundlagen, Konzepte und
Umsetzungsstrategien* (5. aktualisierte
und ergänzte Edition). Hogrefe AG.

Leppin, A. (2018). Konzepte und Strategien der Prävention. In T. Klotz, M. Richter, S. Stock, & K. Hurrelmann (Eds.), *Referenzwerk Prävention und Gesundheitsförderung: Grundlagen, Konzepte und Umsetzungsstrategien* (5. aktualisierte und ergänzte Edition). Hogrefe AG.

Lohmer, E., & Ulbrich, V. (2013). *Pflege und Betreuung adipöser Patienten* (1. Aufl. Edition). W. Kohlhammer GmbH.

Menche, N., & Müller, A. (2014). Pflege von Menschen mit endokrinologischen, stoffwechsel- und ernährungsbedingten Erkrankungen. In M. Lauster, N. Menche, A. Drescher, & D. Wiederhold (Eds.), *Pflege Heute* (6. Edition). Urban & Fischer Verlag/Elsevier GmbH.

Miranda, H., Gore, R. J., Boyer, J., Nobrega, S., & Punnett, L. (2015). Health Behaviors and Overweight in Nursing Home Employees: Contribution of Workplace Stressors and Implications for Worksite Health Promotion. *TheScientificWorldJournal*, *2015*, 915359. https://doi.org/10.1155/2015/915359

Pavelcsik, S. (2011). Adipositas: Pflege in Hülle und Fülle. *Heilberufe*, *63*(2), 10–12. https://doi.org/10.1007/s00058-011-0294-8

Petersen, L., Schnohr, P., & Sørensen, T. I. A. (2004). Longitudinal study of the long-term relation between physical activity and obesity in adults. *International Journal of Obesity and Related Metabolic Disorders: Journal of the International Association for the Study of Obesity*, *28*(1), 105–112. https://doi.org/10.1038/sj.ijo.0802548

Platen, P. (2008). Die Behandlung der Adipositas—Sport und körperliche Aktivität. In S. Herpertz, M. de Zwaan, & S. Zipfel (Eds.), *Handbuch Essstörungen und Adipositas* (pp. 334–340). Springer. https://doi.org/10.1007/978-3-540-76882-1_54

Porter Starr, K. N., McDonald, S. R., Weidner, J. A., & Bales, C. W. (2016). Challenges in the Management of Geriatric Obesity in High Risk Populations. *Nutrients*, *8*(5). https://doi.org/10.3390/nu8050262

Porter Starr, K. N., Pieper, C. F., Orenduff, M. C., McDonald, S. R., McClure, L. B., Zhou, R., Payne, M. E., & Bales, C. W. (2016). Improved Function With Enhanced Protein Intake per Meal: A Pilot Study of Weight Reduction in Frail, Obese Older Adults. *The Journals of Gerontology. Series A, Biological Sciences and Medical Sciences*, *71*(10),

1369–1375.
https://doi.org/10.1093/gerona/glv210

Sautter, S. (2007). An der Schnittstelle von Sozialem und Kultur. In R. Knopp & K. Nell (Eds.), *Keywork: Neue Wege in der Kultur- und Bildungsarbeit mit Älteren* (1. Edition). transcript Verlag.

Schmid, T., & Troy, C.-D. (2011). *FA-Gesundheitsberufe— Arbeitsbedingungen und Arbeitsbelastungen in den Gesundheitsberufen.* Www.Fa-Gesundheitsberufe.At. https://www.fa-gesundheitsberufe.at/studien/studie1

Schorb, F. (2008). Adipositas in Form gebracht. Vier Problemwahrnehmungen. In *Kreuzzug gegen Fette: Sozialwissenschaftliche Aspekte des gesellschaftlichen Umgangs mit Übergewicht und Adipositas.* VS Verlag für Sozialwissenschaften. https://doi.org/10.1007/978-3-531-90800-7

Tanneberger, A., & Ciupitu-Plath, C. (2018). Nurses' Weight Bias in Caring for Obese Patients: Do Weight Controllability Beliefs Influence the Provision of Care to Obese Patients? *Clinical Nursing Research, 27*(4), 414–432. https://doi.org/10.1177/105477381668 7443

Weineck, J. (2009). *Sportbiologie* (10., überarbeitete und erweiterte). Spitta GmbH.

Wied, S., & Warmbrunn, A. (2012). *Pschyrembel Pflege* (3. überarb. und erw. Edition). De Gruyter.

Wojzischke, J., Diekmann, R., & Bauer, J. M. (2016). Adipositas im Alter und ihre Bedeutung für Funktionalität und Frailty. *Zeitschrift für Gerontologie und Geriatrie*, *49*(7), 573–580. https://doi.org/10.1007/s00391-016-1133-y

Zegelin, A. (2014). Patienten- und Familienedukation: Informieren—Schulen—Beraten. In M. Lauster, A. Drescher, D. Wiederhold, & N. Menche (Eds.), *Pflege Heute* (6. Edition). Urban & Fischer Verlag/Elsevier GmbH.

Abkürzungsverzeichnis

BIA   Bioelektrische Impedanzanalyse

BMI   Body Mass Index

KHK   koronare Herzkrankheit

WHO   World Health Organisation (Weltgesundheitsorganisation)

WHR   Waist-to-Hip-Ratio (Taillen-Hüft-Umfang)

WHtR   Waist-to-Height-Ration (Taillen-Körpergrößen-Verhältnis)

Wenn ein Buch herauskommt, steht immer nur der Autor im Vordergrund. Allerdings bedarf es weit mehr als nur den Autor und es stehen viele Menschen im Hintergrund die das Schreiben eines Buches überhaupt möglich machen.

Diese möchte ich hier erwähnen und hoffe, an alle gedacht zu haben.

Zunächst richtet sich mein Dank an meinen Verlag, welcher bereit war von mir niedergeschriebenes überhaupt zu veröffentlichen.

Selbstverständlich geht der Dank auch an meine liebsten Schätze zu Hause. Meine Frau und meine beiden geliebten Kinder, welche mir immer wieder Kraft und Zeit gegeben haben, um mich meinem Buchprojekt widmen zu können. Ohne euch hätte ich das nie geschafft!

Keinen geringen Anteil an der Fertigstellung hat auch meine liebe Arbeitskollegin und Freundin, Daecel Morada , welche mir auch in schwierigen Zeiten immer zur Seite gestanden ist.

Emin Djakic welcher mich überhaupt erst auf die Idee gebracht mit dem Schreiben zu beginnen.

Auch möchte ich meinem Freund Mark Leopold danken, welcher mir mit seiner Freundschaft und unserer gemeinsamen Star Wars Fanseite auf Facebook „SW Blue Red" in dieser Zeit Halt und Abwechslung geboten hat.

Danke an alle Kollegen*innen und alle Systemerhalter die während Corona für die Gesellschaft unglaubliches geleistet haben.

Vielen Dank

Buchempfehlung

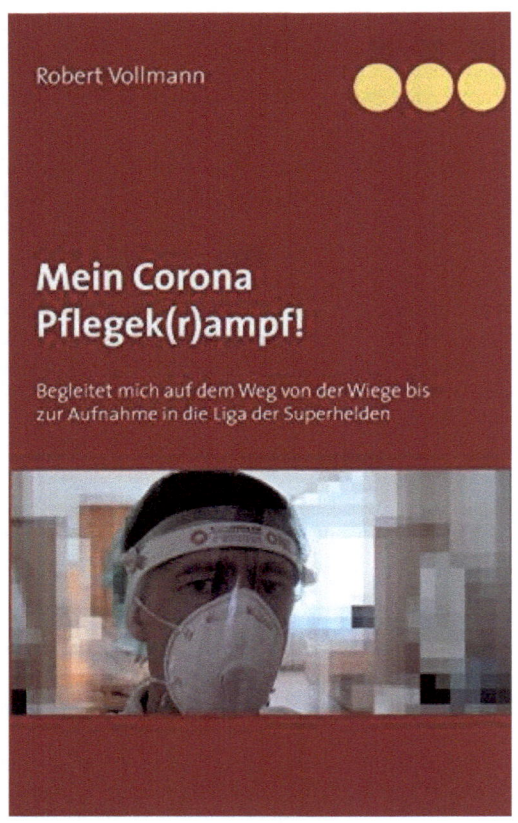

BoD – Books on Demand; 1. Edition (3. Juni 2020)

Deutsch, 162 Seiten

ISBN-10 : 3751904093 **ISBN-13 :** 978-3751904094

Abmessungen : 13.5 x 1 x 21.5 cm